I0417751

Este libro es para mis hermanas, hijas, madres, y amigas alrededor del mundo y junto a mí. Es un placer ser una mujer y hermana junto con ustedes en este mundo y en estos tiempos. ¡Disfruten!

Saludables Somos
Mujeres alrededor del mundo

Escrito por M. H. Larsen
Ilustración y diseño por Kelsey Evans
Traducción al español por Erica Larsen
Healthyami.com

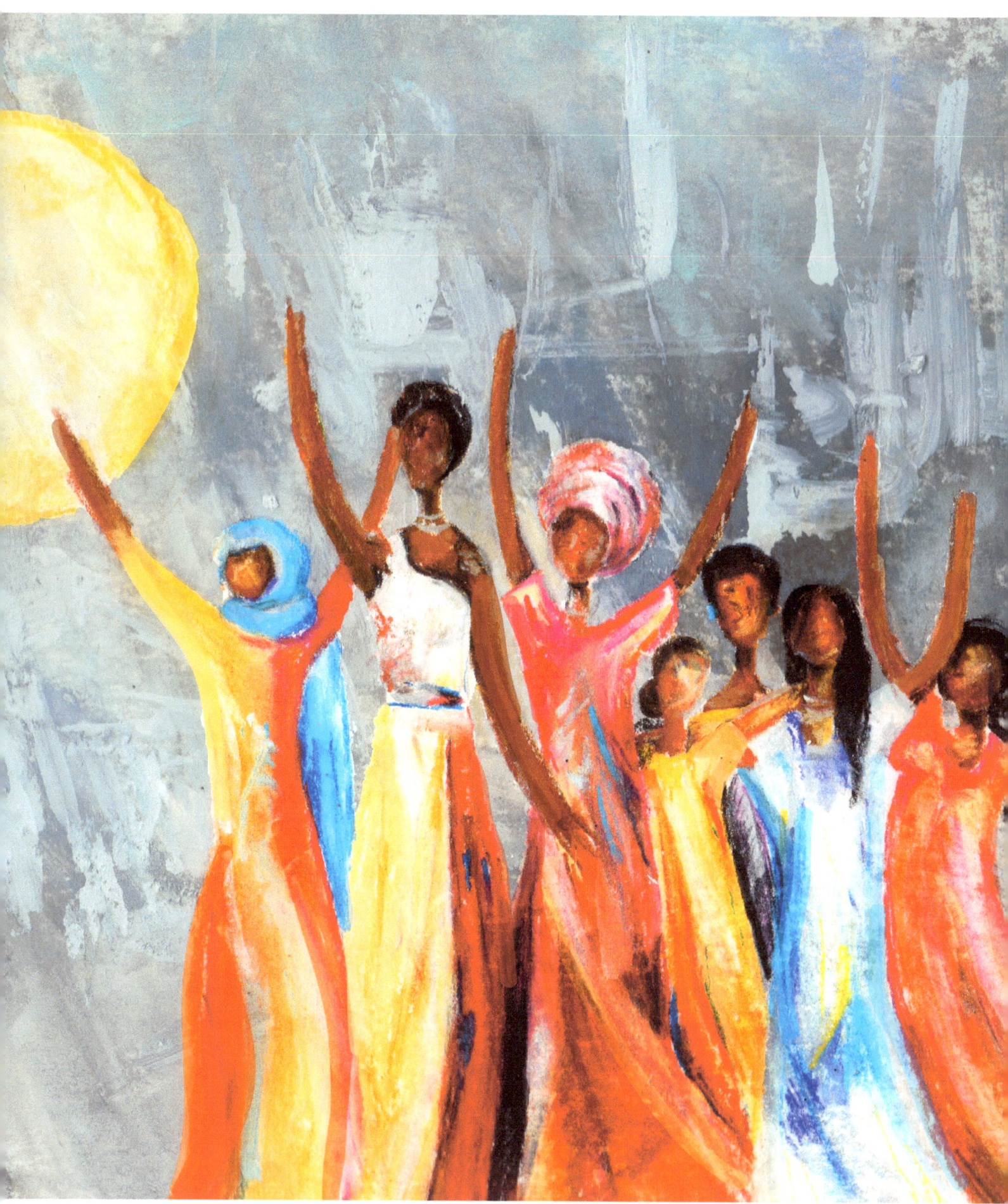

¿Qué le significa ser saludable?'

¿Alguna vez se ha sentido como las mujeres de esta ilustración?

¿Qué puede hace para estar en su mejor salud?

Juntas como mujeres nos podemos ayudar a ser lo más saludable posible.

Juntas, hablaremos de cómo podemos ser saludables en mente, cuerpo y espíritu. Como mujeres, tenemos distintas preocupaciones de salud que podemos combatir juntas. Todo nuestro ser puede radiar salud y felicidad, no importe las circunstancias, el día, ni la opinión de otros.

Saludables somos.

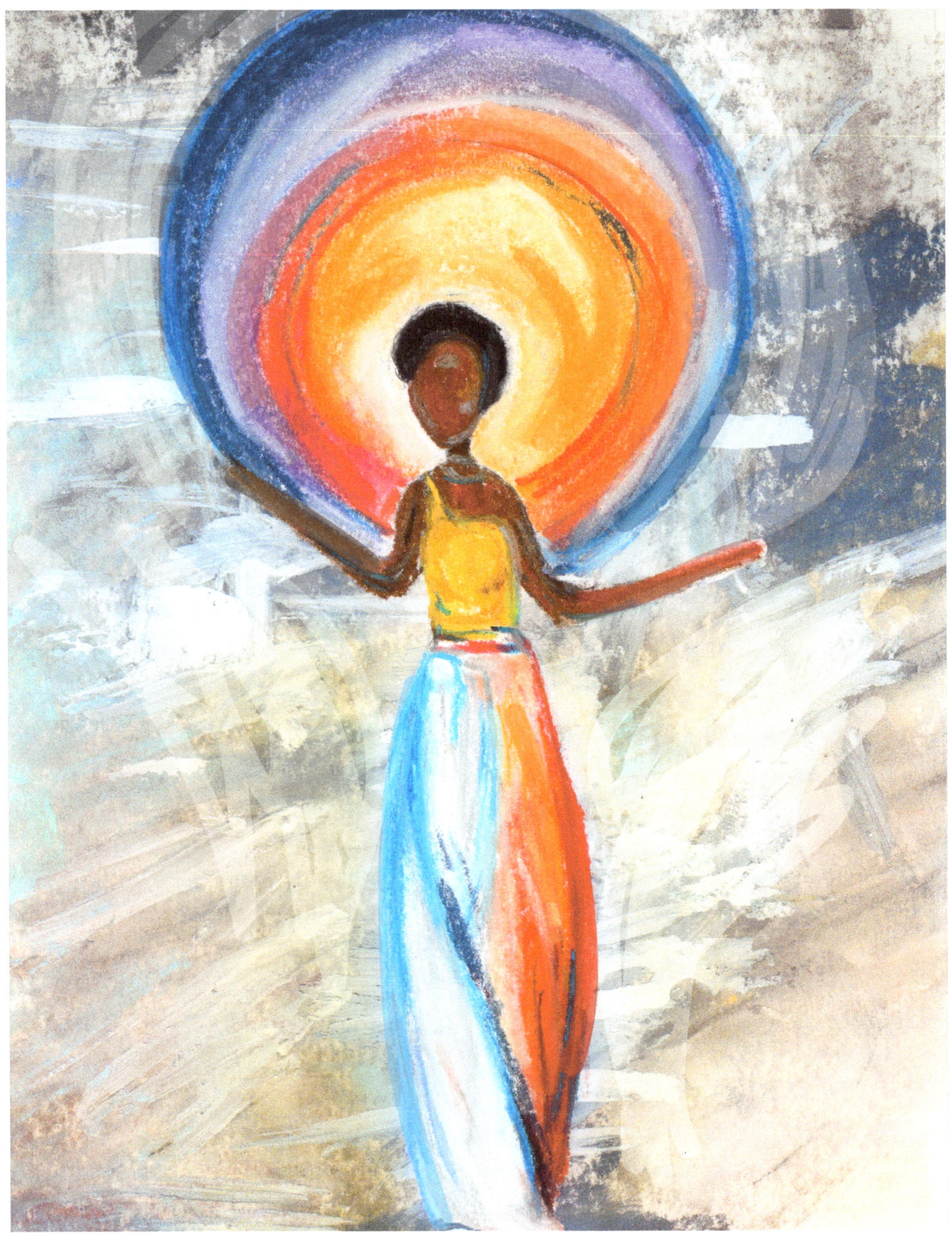

Nuestro cuerpo se nos fue dado para aprender y crecer durante nuestra vida. Es nuestro mayor don. Los cuerpos de las mujeres han creado toda la raza humana durante todo el tiempo. Cuando no cuidamos a nuestros cuerpos, no solo nos afecta a nosotras, sino a las personas que dependen de nosotras. Nuestros cuerpos nos permiten saber a través del dolor, el cansancio, el hambre y la enfermedad cuando necesitamos tomar cuidado especial de nosotras mismas. Las células de nuestro cuerpo cambian constantemente. En un corto tiempo, podemos crear hábitos hoy que crean salud y equilibrio en nuestros cuerpos. Utilizamos nuestro cuerpo para sentir y experimentar plenamente la alegría y las tristezas de la vida. Al escuchar nuestro cuerpo y respetar el asombroso regalo que es, nos permitirá tomar decisiones saludables y vivir más alegremente.

Nuestras mentes son los pensamientos que corren continuamente durante el día e incluso en la noche en nuestros sueños. La mayor parte del tiempo, nuestros pensamientos se ejecutan automáticamente, hasta 50 pensamientos diferentes por minuto. Cuanto más frecuentemente se ejecuta un pensamiento, más ensayado se vuelve. Asociamos nuestros pensamientos principalmente con nuestro cerebro, pero los pensamientos son muy misteriosos y muy relacionados con nuestro espíritu. Los pensamientos crean emociones y le dicen a nuestro cuerpo cómo responder a esos sentimientos. Nuestro cuerpo escucha y responde a nuestros pensamientos. Los pensamientos que estamos realizando en este momento crean nuestro futuro. Si aprendemos a gobernar nuestros pensamientos podemos gobernar nuestra vida.

Nuestro espíritu es un poder invisible dentro de nosotros. Nuestro espíritu es nuestro ser supremo, nuestro santo ser, nuestro ser real. Nuestro espíritu es la luz dentro de nuestro cuerpo, nuestro rayo de vida. Nuestro espíritu es nuestra voluntad y está a cargo tanto de nuestro cuerpo como de nuestra mente. Cuando nuestro espíritu se siente fuerte y capaz, nuestro cuerpo y mente seguirán. Cuando nuestro espíritu está bajo y se siente oscurecido, nos sentimos mal de nosotras mismas. Una vida guiada por un espíritu saludable es una que es valiente y alegre. Nuestro espíritu guía nuestras actitudes y decisiones de nuestra vida. Aunque no podemos controlar muchas circunstancias de la vida, si controlamos nuestra actitud y nuestras reacciones. Nuestro cuerpo, mente y espíritu interactúan juntos en cada circunstancia de nuestra vida. El ser conscientes de la salud de nuestro cuerpo, la mente y el espíritu nos ayuda a tomar buenas decisiones y cuidar de los que amamos. Nuestra vida está compuesta de decisiones. Las decisiones que tomamos durante el curso de nuestra vida marcan y afectan grandemente la vida de aquellos a quienes amamos.

SOY PODEROSA
SOY BRILLANTE
SOY UNA MUJER
SÉ LO QUE ES CORRECTO

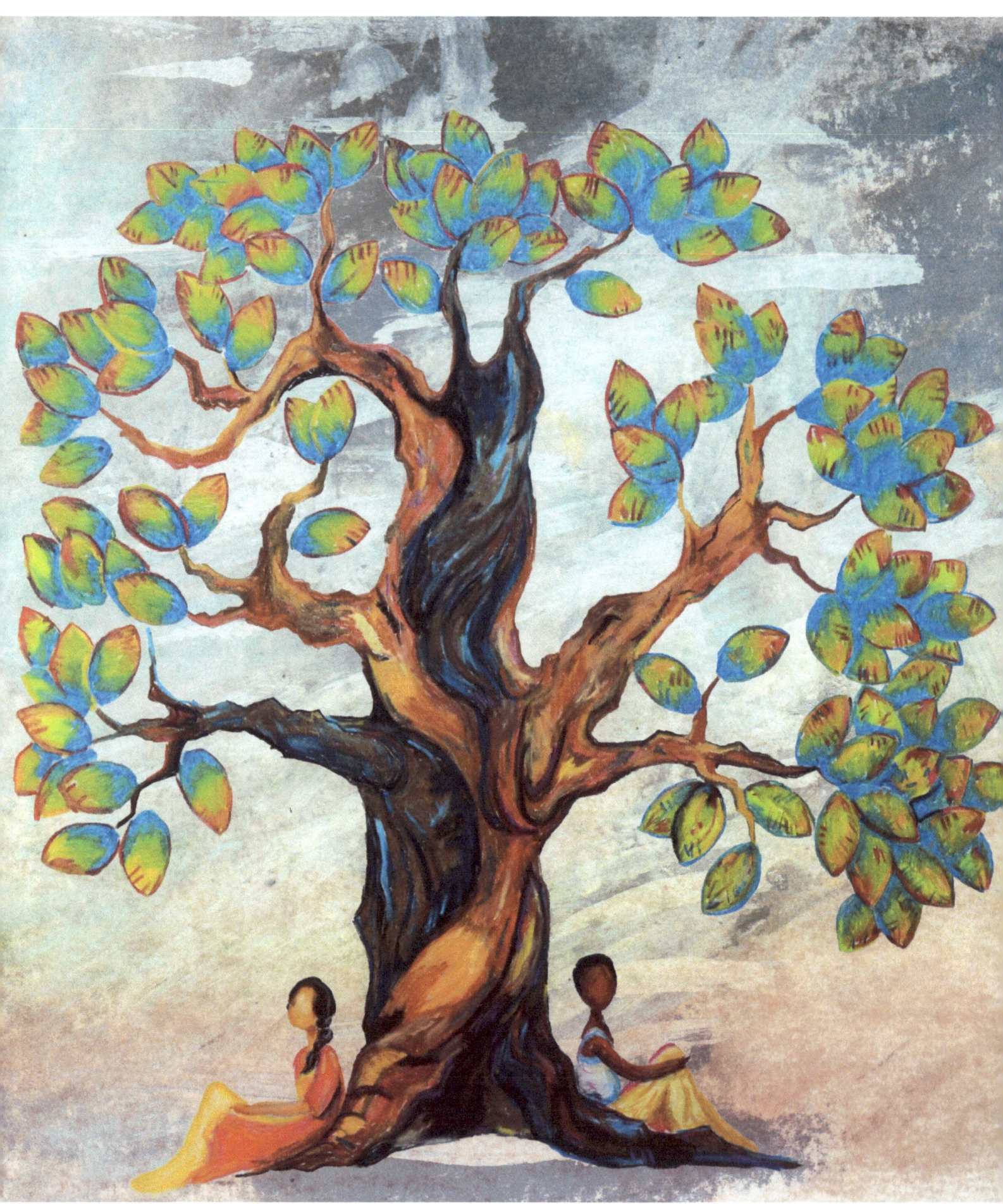

¿Qué decisiones ha tomado hoy?

¿Cómo es que esas decisiones le afectaron su salud?
Si usted tomara esas decisiones todos los días, ¿cómo le afectaría?

¿Cómo es que esas decisiones afectan a las personas que ama?

¿Cree que cada decisión tiene un resultado bueno o malo?

¿Qué es una decisión difícil que tiene con respecto a su salud?

Cada decisión que tomamos tiene una consecuencia, los cuales tienen efectos naturales. La capacidad y la libertad de tomar decisiones es uno de nuestros mayores dones y responsabilidades. Aunque podemos elegir muchas cosas, no siempre podemos elegir las consecuencias, o resultados de nuestras decisiones. Es muy significativo para nuestra salud pensar a través de las consecuencias de nuestras decisiones cuando estamos tomando decisiones. Veamos un ejemplo:

Admire su cuerpo por sus increíbles procesos
Se siente más segura y alegre.

Permita que el cuerpo descanse
Ayuda a sanar y rejuvenecer la mente.

Note los pensamientos negativos y cámbielos a positivos
El cuerpo y mente se sienten más fuertes.

Ignorar su enfermedad
El cuerpo no puede recuperarse, se enferma uno aún mas.

Pensar que es malo descansar
El cuerpo no puede recuperarse y se enferma uno aún mas.

Pida a los demás honestamente la ayuda que necesita
Se siente el amor de los que le ayudan, encuentra soluciones a su enfermedad.

Quejarse y decirle a todos lo horrible que es usted
Nadie quiere estar cerca de usted.

Cuando sabemos lo mejor, podemos optar por hacer lo mejor.
Cuando hacemos lo mejor estamos más sanas. Así que, vamos a aprender...

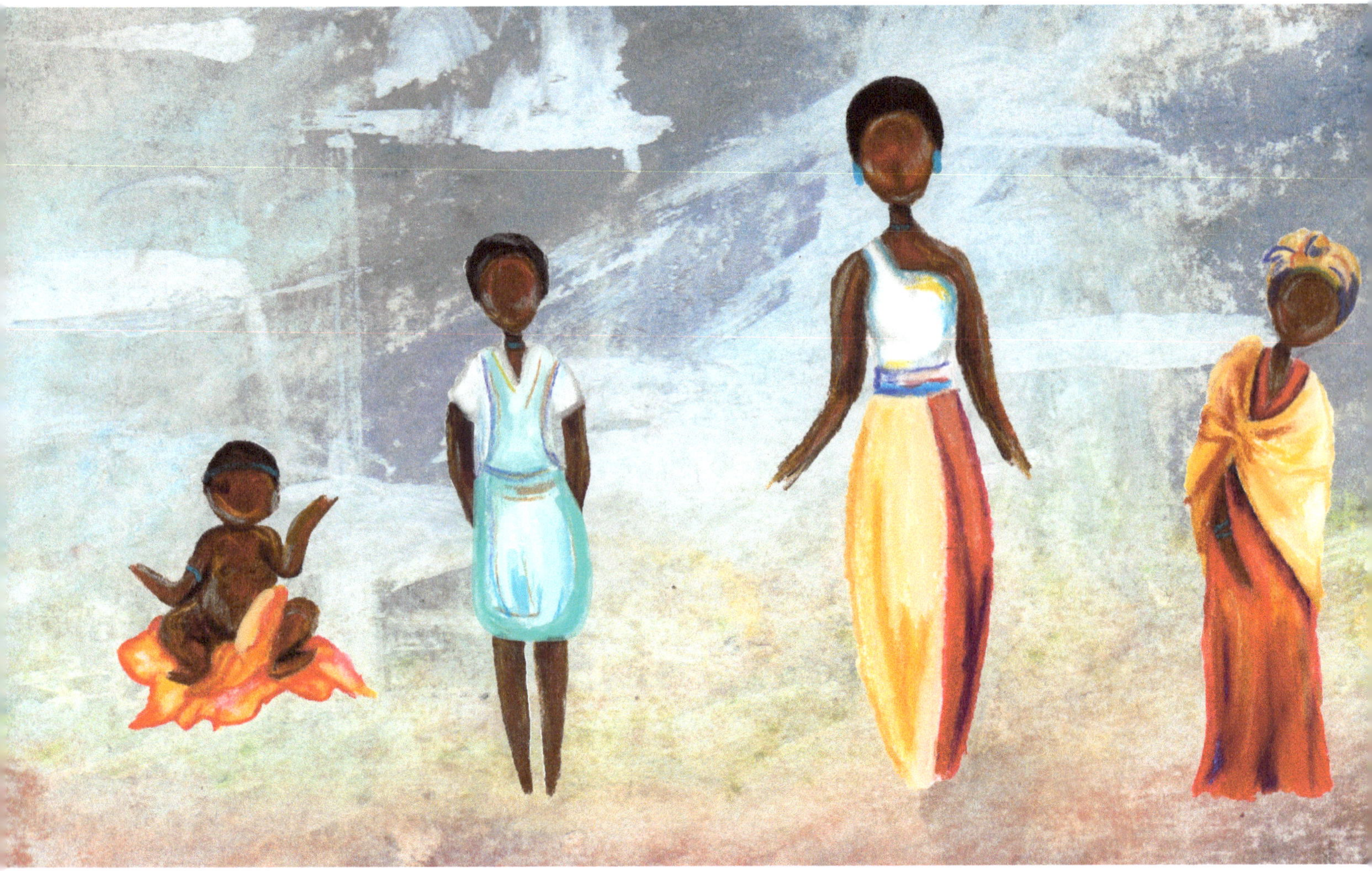

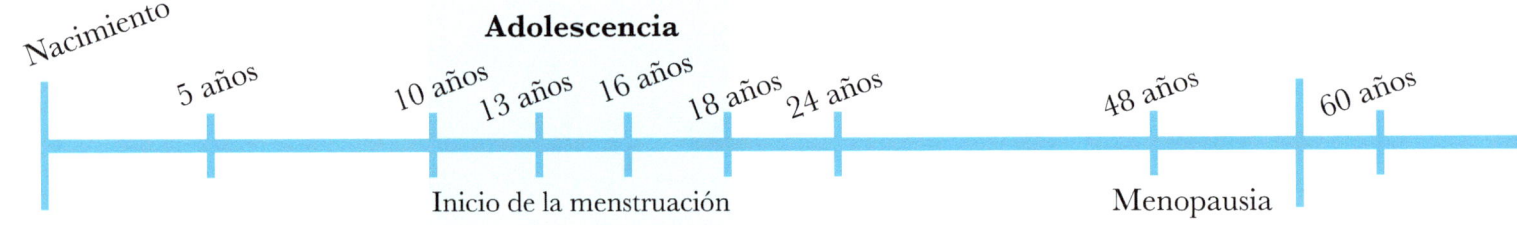

Nacimiento

Adolescencia

5 años   10 años   13 años   16 años   18 años   24 años   48 años   60 años

Inicio de la menstruación   Menopausia

¿Cuáles son sus primeros recuerdos?

¿Dónde está en esta línea de tiempo de la vida?

¿Qué tipo de decisiones ha tomado o tendrá que tomar al respecto a estas etapas?

¿Qué etapa de la vida ha tenido los cambios más físicos para usted?

¿Qué etapa de la vida ha tenido el desafío más emocional para usted?

¿Qué desearía decirle a su ser más joven?

Cada etapa de la vida tiene nuevas opciones, nuevos pensamientos e incluso un nuevo cuerpo. Su cuerpo, mente y espíritu crecen y se desarrollan a través de sus experiencias. Es bueno ver el cambio en nosotras y en otros como oportunidades de crecimiento. Todos necesitamos cambiar para crecer. Esta ilustración muestra etapas importantes de la vida: niñez, adolescencia, edad adulta, y años mayores. Cada una de estas etapas tiene varias preocupaciones y decisiones respeto a nuestra salud. Nuestro cuerpo, mente y espíritu necesitan honor y cuidado en cada etapa de la vida.

Datos del cuerpo:

■ La pubertad incluye los cambios que pasan los adolescentes cuando se están madurando sexualmente. El inicio de la pubertad varía entre individuos. La pubertad de niñas suele iniciar entre las edades de 10 y 14 años, mientras que en los niños generalmente ocurre más tarde, entre las edades de 12 y 16. La pubertad para las niñas comienza con el crecimiento del pecho, el crecimiento del vello genital y axilar, las caderas se ensanchan, la voz se profundiza y comienza de su ciclo menstrual (período).

■ La mayoría de las mujeres adultas tendrán más de 400 ciclos menstruales en su vida, entre las edades de 12-51.

■ La menopausia es cuando una mujer no ha menstruado (tuvo un período) durante más de un año. La edad común de la menopausia es de 48-55 años.

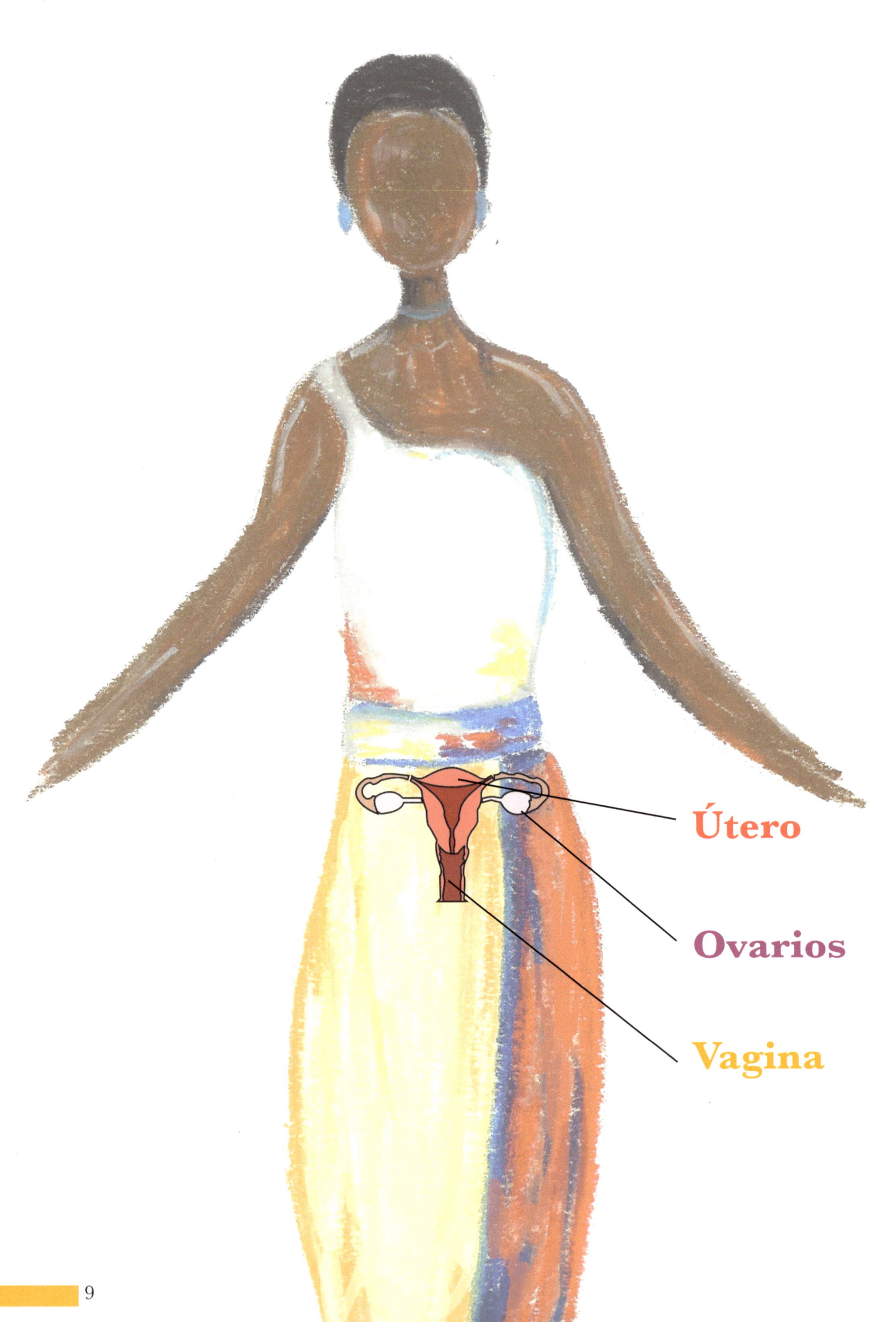

Útero

Ovarios

Vagina

¿Qué sabe sobre sus órganos internos sexuales?

¿Cuáles son los beneficios de entender la función de los órganos sexuales?

¿Cuán importante es la salud de estos órganos para su salud en general?

¿Qué tipo de decisiones toma sobre sus órganos sexuales?

¿Cómo puede que sus órganos sexuales sean la causa de los momentos más alegres y más dolorosos de su vida?

¿Qué decisiones toma usted con respecto a su salud sexual?

Nuestros cuerpos, como mujeres, tienen una bella habilidad para crear vida humana. Nuestros órganos sexuales son la razón de esa asombrosa habilidad. Nuestros órganos sexuales son un gran don y necesitan cuidado especial y atención en términos de nuestra salud general. Los órganos sexuales junto con los senos permiten a las mujeres crear vida nueva y nutrirla. La salud de estos órganos es física, pero nuestros pensamientos y actitudes también contribuyen a nuestra salud sexual. Por ejemplo, si honramos nuestro cuerpo y estamos agradecidas por nuestra feminidad, nos cuidaremos mejor. Cuando cuidamos de nuestro propio cuerpo también mostramos respeto por los demás. El cuidado de estos órganos sexuales implica llamarlos por su nombre propio y entender la increíble función que nos proporcionan a nosotras y a nuestra posteridad.

La cultura, la igualdad de género y la seguridad también afectan en gran medida la salud sexual. Desafortunadamente, algunas tradiciones no honran los derechos y la seguridad de las mujeres. Cuando niñas jóvenes crecen en una cultura que las ponen por debajo de los hombres, es difícil para ellas honrarse a sí mismas y a su sexualidad. Cuando las niñas y la seguridad sexual de las mujeres son amenazadas, crea situaciones de estrés muy alto la cual les impide prosperar y ser saludables sexualmente. El abuso sexual es muy triste y muy común en nuestro mundo. La posteridad de cada niña y la salud de las comunidades y naciones enteras, dependen de la salvaguardia de la salud sexual de las mujeres y niñas. La sexualidad no es, por supuesto, sólo relacionado a los órganos con los que nacemos, si no también tiene mucho que ver con nuestras relaciones, especialmente con nuestra pareja sexual. La sexualidad sana puede ser uno de los aspectos más satisfactorios de la vida.

La sexualidad sana produce familias saludables. El sexo implica nuestra mente, cuerpo y espíritu y requiere muchas decisiones difíciles. Las opciones que rodean la sexualidad pueden tener consecuencias para toda la vida y deben ser seriamente consideradas.

Datos del cuerpo:

- **El útero es un músculo hueco, del tamaño de su puño donde se desarrolla un feto antes del nacimiento.** El útero es un músculo que contrae (y puede tener calambres) antes de la menstruación con el fin de arrojar el revestimiento cada mes. Este suave revestimiento es como una manta que amortigua a un bebé que crece dentro del útero de una mujer cuando está embarazada. Pero cada mes que una mujer no está embarazada, ella dejará este revestimiento por unos días. Es el revestimiento del útero que es la sangre de la menstruación.

- **Los ovarios son del tamaño de las puntas del pulgar.** Dentro de cada glándula ovárica hay millones de células minúsculas llamadas óvulos. A medida que estos óvulos crecen, cada uno tiene el potencial de convertirse en un bebé si un espermatozoide masculino lo fertiliza. Un óvulo revienta fuera del ovario cada mes y comienza el ciclo de la menstruación.

- **La vagina es un tubo elástico que conduce al útero.** Cuando una mujer tiene un bebé, el bebé dejará el útero y saldrá a través de la vagina durante el parto. También es el tubo donde se inserta el pene durante el coito (sexo). También es el tubo donde se pueden colocar tampones y tazas para recoger la sangre menstrual.

Menstrual Cycle

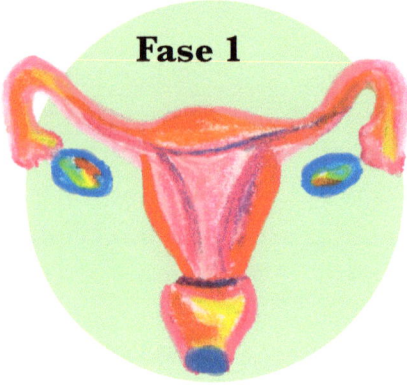

Fase 1

El revestimiento es delgado

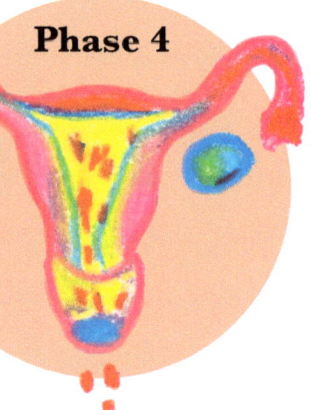

Phase 4

Revestimiento derrama.
3-7 días

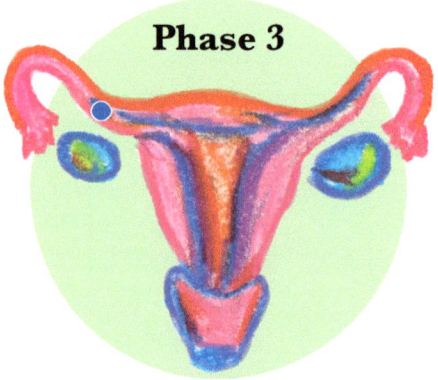

Phase 3

La célula de huevo viaja al útero,
el revestimiento es más grueso.
14 días

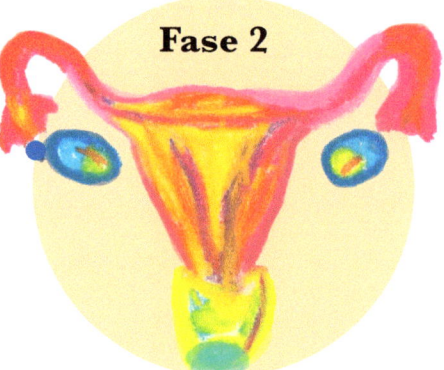

Fase 2

El ovario libera la célula del óvulo
(ovulación) y el revestimiento
desarrolla.
**La mayoría de los días
fértiles, 5 días**

¿Por qué cree que las mujeres tienen un ciclo menstrual?

¿Cuáles son los mitos falsos acerca de la menstruación que se enseñan en nuestra cultura?

¿Cómo es que las creencias falsas sobre el ciclo menstrual dañan a nuestra comunidad?

¿Cómo puede uno aclarar las creencias falsas que rodean el ciclo menstrual?

El ciclo menstrual ocurre porque el revestimiento del útero necesita arrojar el tejido (y la sangre) para hacer un nuevo revestimiento cada mes. Cada mes, cuando comenzamos a menstruar, un óvulo (más pequeño que un punto de lápiz) hace un viaje desde el ovario donde se formó hasta el útero. El óvulo viaja a través de la trompa de Falopio hacia el útero. Al que el huevo está haciendo su viaje al útero, el revestimiento del útero se prepara para el huevo a medio de engruesar. El revestimiento es como una manta dentro del útero. Este proceso es para proteger a un bebé que puede crecer dentro del útero si el óvulo es fertilizado por una célula de esperma de una pareja sexual masculina. Cuando su óvulo no se encuentra con la célula de esperma de un hombre, el revestimiento grueso de su útero no es necesario porque no hay bebé para crecer y proteger. La célula del huevo es absorbida con el revestimiento del útero y eventualmente derramada como sangre y tejido lentamente por aproximadamente 3-7 días. Este revestimiento de sangre y tejido saldrá de su vagina y se llama "estar en su período" o menstruación. La cantidad de sangre varía de persona a persona, normalmente es de 10-35 ml.

Este ciclo asombroso funciona típicamente como el ciclo de la luna cada 28 días. Cada función está regulada por las hormonas de las glándulas dentro del cerebro que envían mensajes a los ovarios y el útero. Como el útero es un músculo, se contrae para deshacerse del revestimiento cada mes. Esta es la razón por los calambres y el dolor en el útero. Aprenderemos más adelante cómo puede uno cuidarse durante su ciclo menstrual, cómo calcular la fecha de su ciclo para estar preparada, y cómo ser lo mejor que uno puede (emocional y espiritualmente también) todos los días del mes.

Datos del cuerpo:

- Aproximadamente tendrá un periodo cada 28 días. Pero recuerde, no todas las mujeres tienen un ciclo de 28 días. Algunos pueden ser más cortos y algunos más largos.
- El primer y segundo día de un período usualmente consiste en el sangrado más pesado. Es el día en que el revestimiento de sangre del útero está desprendiéndose.
- Por lo general, el sangrado dura de 4 a 6 días.
- Con cada día que su período pasa, este revestimiento se adelgaza porque la sangre está derramando. Al pasar cada día, su sangrado se hará más y más ligero hasta que concluye completamente en el 5 ° o 6 ° día.
- Después que la hemorragia se detiene, no habrá más sangrado porque un nuevo óvulo está creciendo y esperando a ser liberado del ovario.
- La ovulación es el día en que el óvulo se libera del ovario. Un óvulo puede ser fertilizado o convertido en un bebé, en cualquier momento después de que se libera del ovario, hasta el momento en que llega al útero. Este huevo puede convertirse en un bebé sólo si un hombre y una mujer tienen relaciones sexuales.
- La ovulación es cuando usted está más fértil o cuando puede quedar embarazada. Si el óvulo es fertilizado por un espermatozoide masculino, se unirá al suave revestimiento del útero.
- El esperma puede vivir hasta dos días en el cuerpo de la mujer, por lo cual tener relaciones sexuales unos pocos días antes de la ovulación también puede resultar en un embarazo.

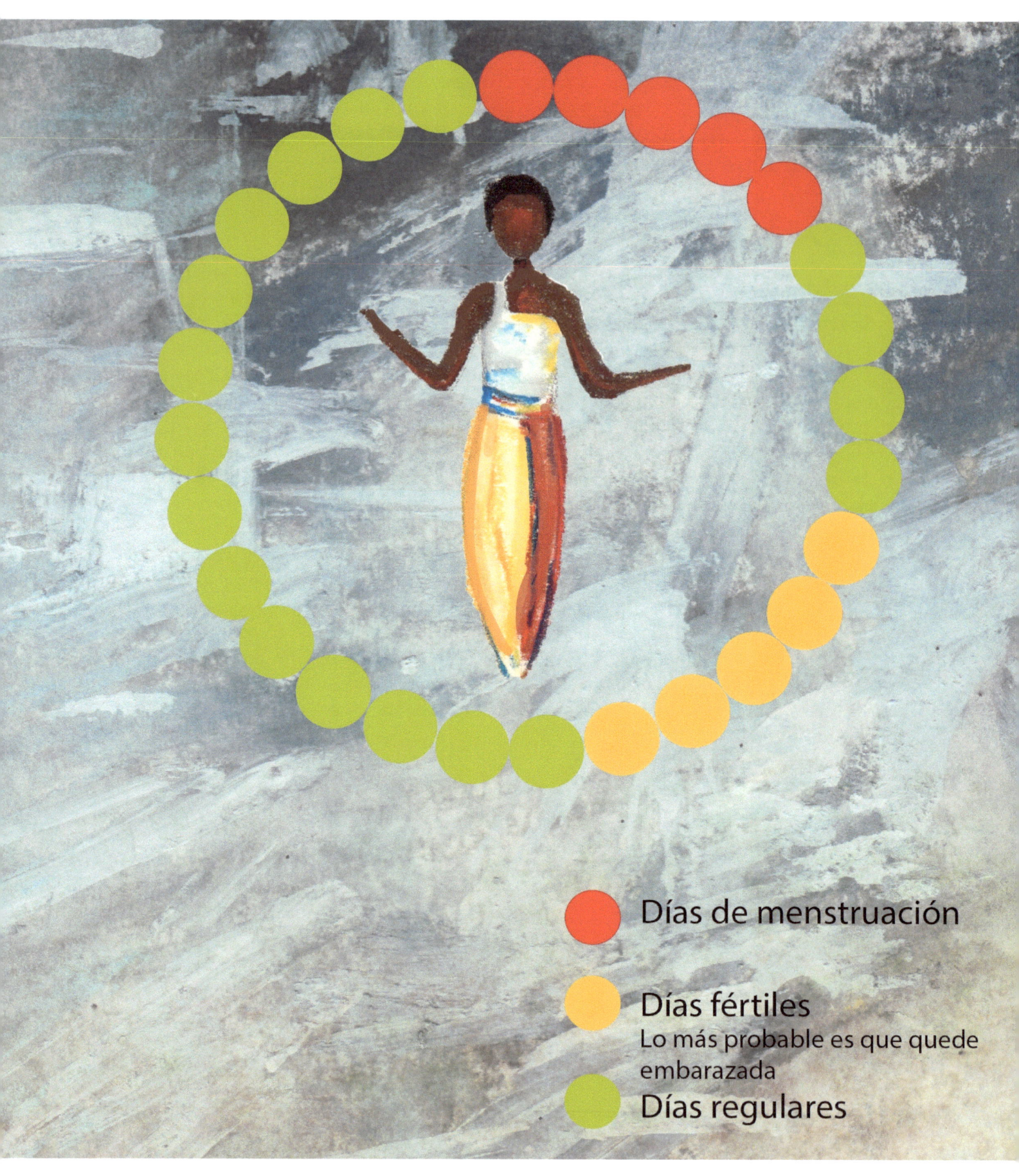

● Días de menstruación

● Días fértiles
Lo más probable es que quede
embarazada

● Días regulares

¿Cómo puede una mujer predecir cuándo se acerca su período?
¿Cómo puede el saber el momento de su ciclo empoderar a una mujer?

El conocer y entender nuestro ciclo menstrual nos permite tomar decisiones muy importantes con respecto a nuestra sexualidad. Por ejemplo, el comprender cuando la célula de huevo se libera y se puede fertilizar permite que a una mujer decida si desea concebir un bebe al tener sexo durante esos días fértiles de su ciclo. Si ella no quiere concebir un bebe o desea espaciar a sus hijos más lejos en años, ella debe abstenerse del sexo o utilizar anticonceptivo (control de la natalidad). Cuando nosotros, como mujeres, podemos calcular nuestros días de sangrado, o la menstruación podemos planificar adecuadamente, especialmente si estamos fuera de casa. Al conocer nuestros propios ciclos también nos ayuda a saber cuándo somos mental o espiritualmente sensibles, o demasiado emocionales. Se necesita algo de práctica para sintonizar verdaderamente a nuestros cuerpos y sentir en qué tiempo de mes estamos.

Calendario de cuatro semanas

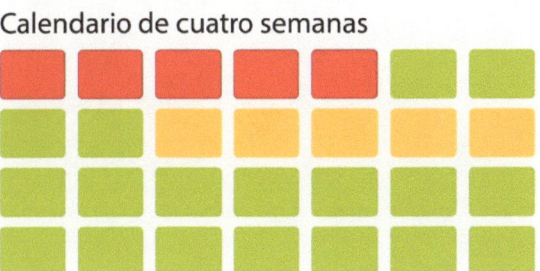

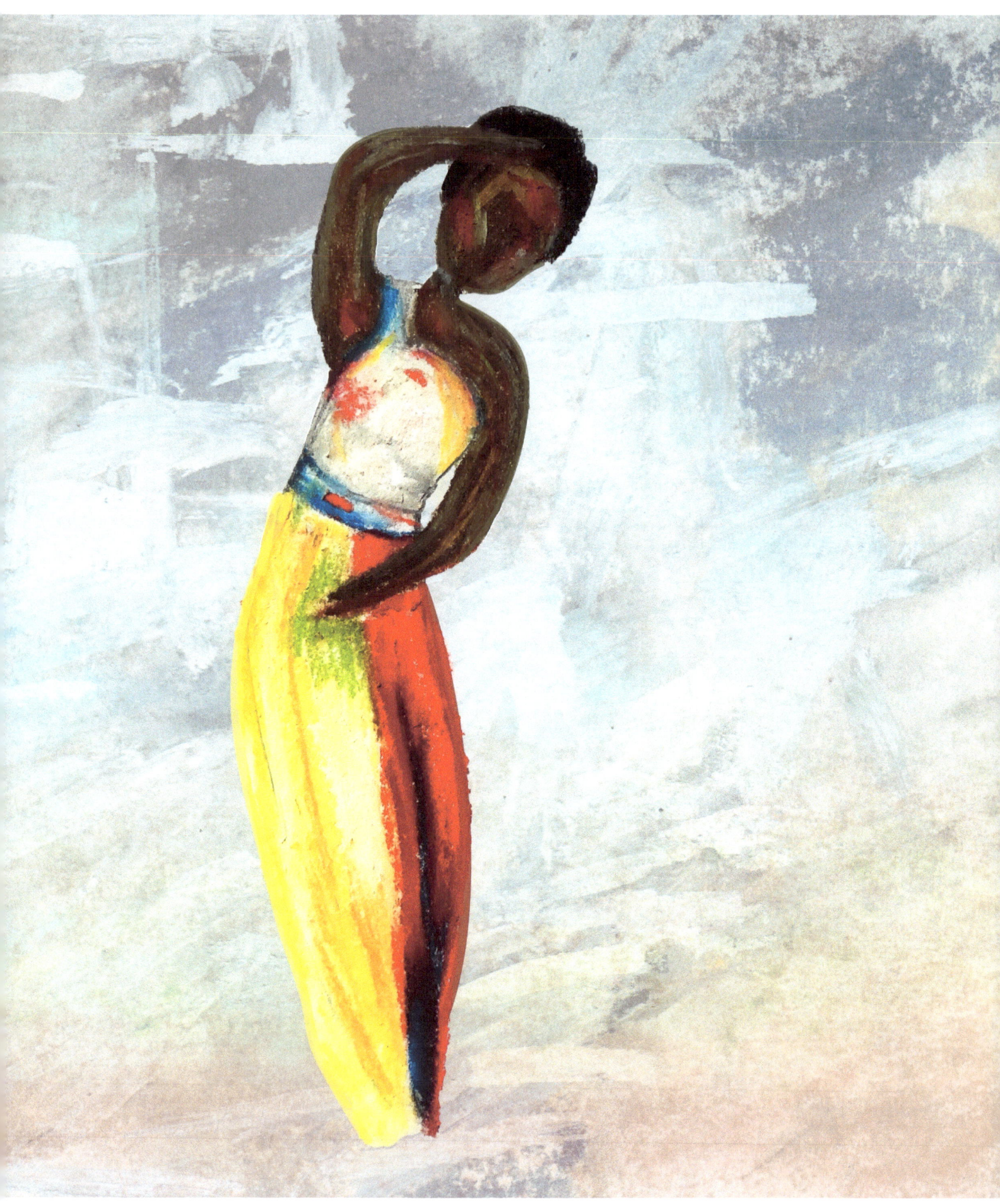

¿Cómo es que la enfermedad afecta nuestra mente y espíritu?
¿Alguna vez ha tenido una infección urinaria?
¿Cuáles fueron sus síntomas?
¿Ha tenido dolor o cambios de humor asociados con el periodo?
¿Cuáles son algunos hábitos diarios que podría hacer para evitar infecciones urinarias o dolores durante su menstruación?

El ciclo menstrual puede causar molestias. Como el útero es un músculo que está deshaciéndose de un forro cada mes, puede causar calambres y dolor. No es fácil mantener nuestros espíritus cuando nuestro cuerpo está adolorido. Los calambres pueden hacernos sentir enfermas al igual que el desequilibrio en nuestras hormonas. Los calambres no son infecciones y son absolutamente normales.

Todos nos enfermamos. Debido a nuestra anatomía, como mujeres sin embargo podemos contraer infecciones más fácilmente que los hombres. Tenemos fiebres cuando tenemos una infección. Esa es la forma que usa nuestro cuerpo para quemar una enfermedad. Fiebres altas son peligrosas y deben ser tratadas médicamente lo más pronto posible.

El ciclo menstrual es dirigido por las hormonas, las cuales son químicos en la sangre que comunican a los órganos lo que deben hacer. Nuestro cuerpo se siente más feliz cuando nuestras hormonas están estables. Nuestro ciclo mensual causa una fluctuación en nuestras hormonas, potencialmente causando estrés emocional.

Es importante observar las fluctuaciones hormonales en nuestro cuerpo y darnos cuenta de la irritabilidad y agitación que puede ocurrir debido a un aumento de hormonas durante el ciclo. Por lo general unos cuatro días antes que inicie su período, las hormonas y sus efectos son los más fuertes. Estas hormonas pueden causar calambres e irritabilidad, sensibilidad en el pecho, dolores de espalda, depresión, ansiedad, diarrea y dolores de cabeza. También puede que no causen ningún síntoma negativo- es una mujer suertuda si no pasa por síntomas negativos durante su periodo. Algunos meses, por supuesto, pueden ser peores que otros.

Datos del cuerpo:

Las personas que amas apreciarán grandemente su capacidad para controlar su estado de ánimo durante las fluctuaciones hormonales. Estos son algunos consejos para tener un ciclo más feliz:

Para los calambres:
- Coloque una compresa caliente sobre el útero para relajar el músculo
- Ibuprofeno durante unos días
- Beber más agua de lo normal
- Disfrutar actividades que traen alegría

Para el control del estado de ánimo:
- Cuidarse a sí misma
- Pensar positivamente
- Hablar con amistades
- Tomar descansos
- Hacer cosas que traen alegría y creatividad en su vida
- Hacer ejercicio o bailar
- Cantar
- Escribir sus sentimientos en un libro que nadie lee

Consejos emocionales:

Tome los pensamientos de pesimismo y conviértalos a gratitud.

"Mi cuerpo es maravilloso" "El dolor es temporal" "Honro lo femenino en mí" "Soy capaz de crear belleza y alegría en mi vida" "Acepto mis procesos corporales como normal y natural" "Me amo y me acepto a mí misma" "Acepto mi poder completo como una mujer"

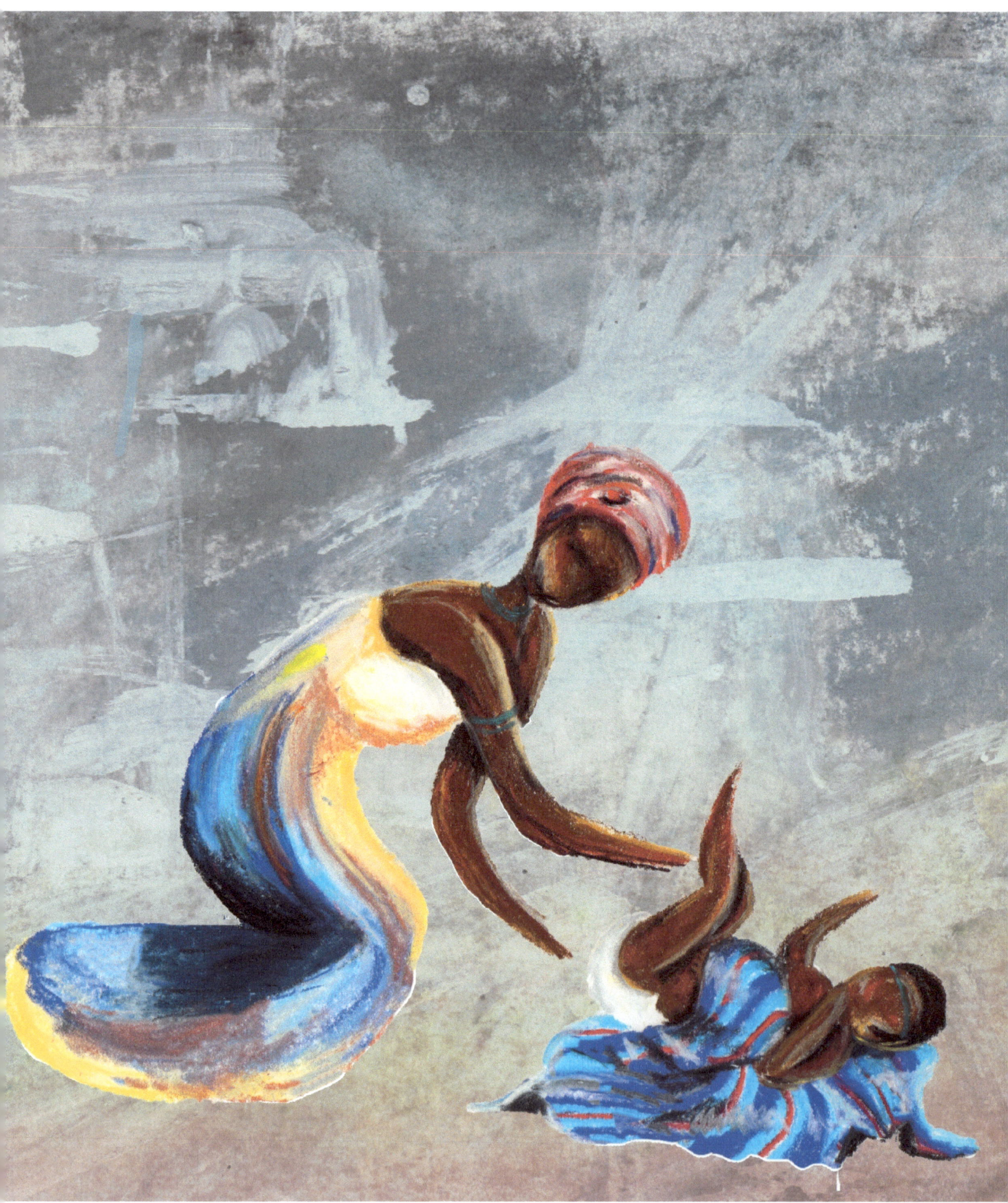

¿Por qué es importante conocer la anatomía sexual externa?
¿Cómo es que los gérmenes entran a la sangre de esta parte del cuerpo?
¿Cuáles son las enfermedades comunes que las mujeres pueden obtener a través de estas partes del cuerpo?

La anatomía sexual externa de la mujer tiene tres orificios que tienen propósitos muy diferentes. Estos orificios pueden obtener gérmenes en ellos y entrar a la sangre con facilidad. Los gérmenes fácilmente infectan el área genital y son fácilmente introducidos a esta área. Infecciones a través de la vagina pueden ocurrir fácilmente cuando el compañero sexual de la mujer tiene una enfermedad como el VIH u otras enfermedades de transmisión sexual. Heces contiene muchos gérmenes, y puede entrar a la sangre a través de la uretra. La sangre menstrual también puede atraer los gérmenes. Como mujeres, necesitamos tomar precauciones adicionales para evitar la infección.

Estos son algunos consejos para mantener libre de infección:
- Beber mucha agua y orinar con frecuencia para limpiar el cuerpo internamente.
- Mantener los genitales limpios, especialmente durante la menstruación y después de defecar.

- Limpiar después de usar el inodoro empezando por la parte delantera (la uretra) hacia atrás hasta el ano.
- Usar ropa interior y toallas menstruales limpias todos los días.
- Cambiar tampones o toallas menstruales con frecuencia para no permitir que los gérmenes acumulen.
- Usar toallas suaves y ropa interior que no raye o dañe su área genital.
- Use ropa interior de algodón, faldas y pantalones sueltos para promover la circulación de aire
- Si es sexualmente activa: lave su área genital después del sexo y orine. Use condón o abstenga de relaciones sexuales si su pareja tiene alguna enfermedad activa de transmisión sexual.

Síntomas de una infección:
- Urinacion frecuente y con urgencia o sin control
- Orina turbia y con maloliente
- Dolor en la parte baja del vientre después de orinar
- Sensación de ardor después de orinar
- Dolor en espalda baja
- Fiebre, escalofríos o náusea

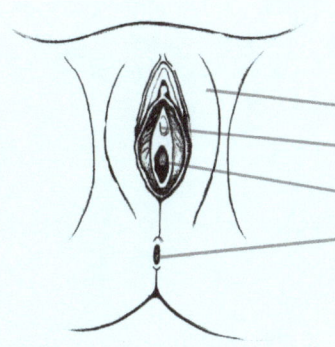

Datos del cuerpo:

Labios: Los externos pliegues de piel que protegen la vagina y la uretra
Uretra: el agujero donde sale la orina de
Abertura Vaginal: el agujero donde la sangre menstrual sale
Ano: el agujero de donde sale las heces

Concejos emocionales:
para mantenerse fuerte mentalmente y espiritualmente contra la infección es útil decir y recordar que el ser mujer requiere delicadez y poder.

"Yo soy parte de un diseño Universal" "Soy importante" "Soy poderoso, capaz y amada"
"Me amo y aprecio"

Toallas sanitarias desechables

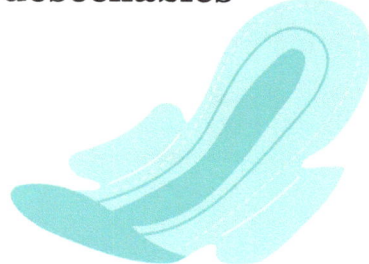

Aventajas:
-Fácil de usar.
-Pocos riesgos de salud.
-No requiere interactuar con el cuerpo.
-Puede ser más fácil de encontrar en tiendas a nivel mundial.
-Cuando se termina de usar, se desechan.

Desventajas:
- No absorbe mucho flujo menstrual.
-Pueden ser caras.
-Tienen un alto impacto ambiental en el planeta.
-Pueden causar mal olor en los días calurosos o con flujo pesado.
-Contienen blanqueadores, plásticos, adhesivos y químicos.

Tampón desechable

Aventajas:
- Menos olor durante su uso.
-Pueden ser utilizados mientras nada.
-No son tan notable como las toallas desechables.
-Pueden sostener más flujo que las toallas desechables.

Desventajas:
- Puede ser difícil aprender a usar.
-Se tienen que cambiar cada pocas horas.
-Tienen un riesgo mayor de infecciones vaginales.
-Aún pueden gotear sangre.
-No son aceptados en algunas culturas o religiones.
-Pueden aumentar los calambres menstruales

Toalla reutilizable de tela

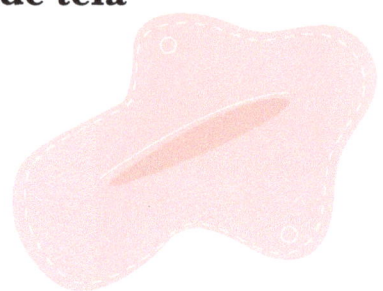

Aventajas:
-Son reutilizables
-No rozan o irritan la piel.
-No atrapan humedad que causa olor.
-Son más delgadas que las toallas desechables.
-Pueden durar hasta cinco años.
-No contaminan el planeta.

Desventajas:
- Requieren un poco de practica pasar saber cómo usar.
-Se tienen que lavar.
-Tienen que ser remojados, lavados y enjuagados después de cada uso. Se tienen que usar con cuidado.
-Es necesario llevar una bolsa para guardar cuando están llenos.
-Hay un estigma que rodea las toallas de tela para algunas personas.
-Pueden ser un poco caras al principio.

Copa menstrual

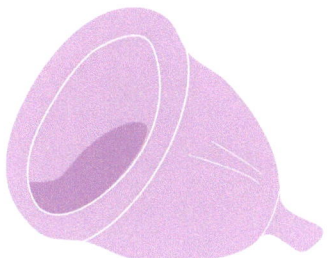

Ventajas:
-No hay costo después del costo inicial.
-No produce más basura en el planeta.
-No produce mal olor.
-Higiénicos con poco o ningún riesgo de infección.
-Más tiempo entre cambios. Se puede usar hasta 12 horas antes de tener que vaciar.
-Fácil de usar.

Quien ha usado tampones, sobre todo el tipo sin aplicadores, debe tener poca dificultad en aprender a insertar una copa menstrual. Simplemente doble, apunte hacia la parte posterior de la vagina y de un pequeño empuje. Se debe insertar fácilmente para arriba. Cuando se inserta correctamente, no debe sentir la presencia de la copa.

Desventajas:
-Puede ser un poco caro al principio.
-Requiere práctica.
-Para jóvenes y aquellas que nunca han tenido relaciones sexuales puede ser difícil insertar.
-La diferencia en anatomía de cada mujer puede crear fijo adecuado.
-El quitar la copa toma práctica, pero cada copa viene con instrucciones detalladas.
-Después de cada ciclo la copa debe ser esterilizada.
-No es aceptada en algunas culturas o religiones.

Ropa interior reusable

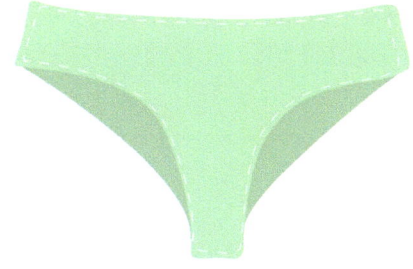

Ventajas:
-Fácil de usar.
-Son aceptadas en la mayoría de religiones y culturas.
-Previene que sangre gotee.
-Reutilizables y no contaminan el planeta.
-Discretos.

Desventajas:
-Costo es alto en inversión inicial.
-Debe ser comprado por internet.
-Deben ser remojados, lavados y secados.
-Puede causar olor con tiempo.

Trapos / papel higiénico

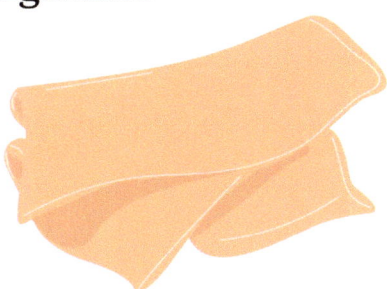

Ventajas:
- Baratos y disponibles.

Desventajas:
-Alto riesgo de infección, fácilmente atrae bacteria.
-Alto riesgo que goteen.
-Dificil de manejar y mantener en su lugar.
-Producen olor.
-Abrasivos a la región genital la cual puede causar infección.

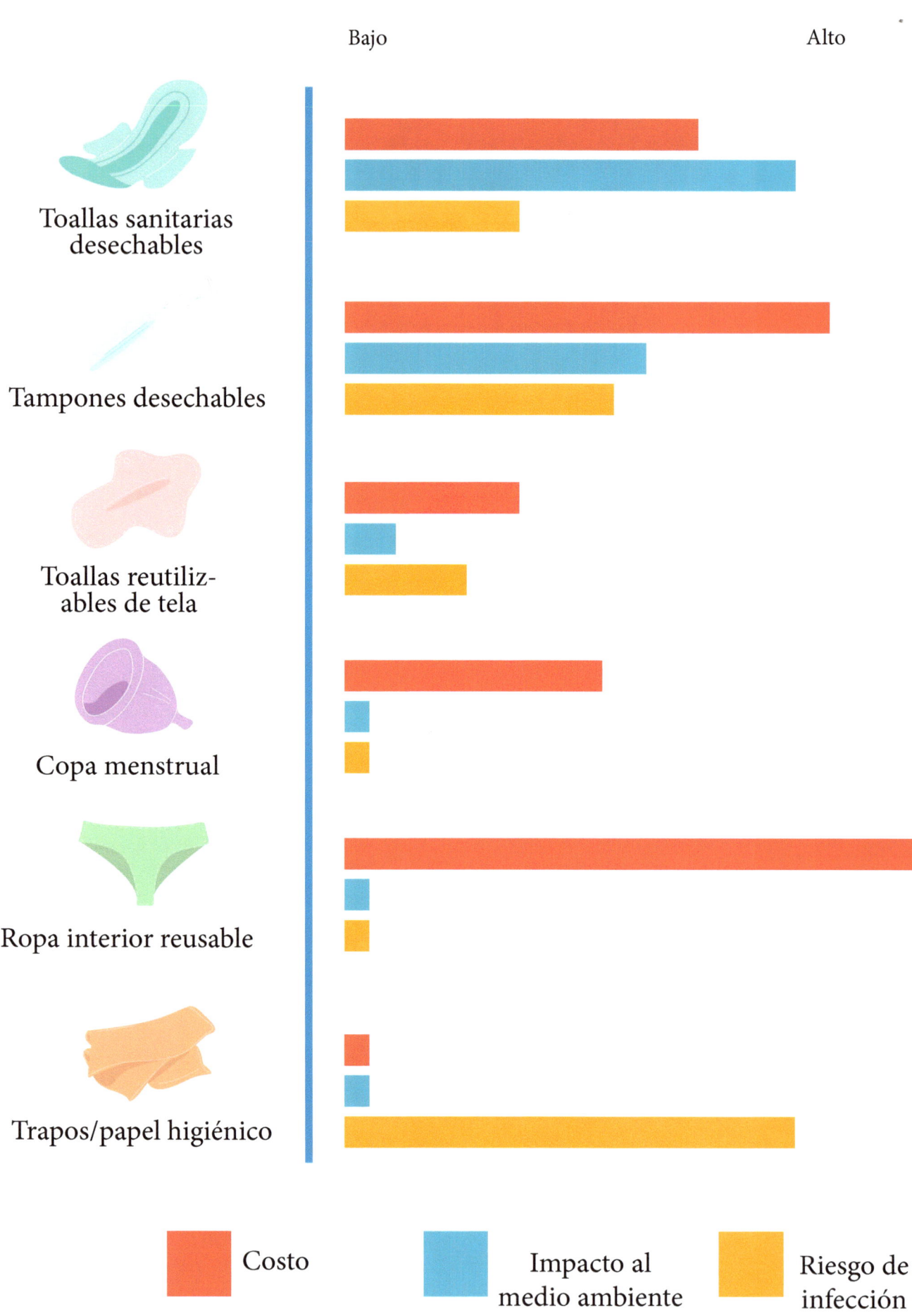

Bajo   Alto

Toallas sanitarias desechables

Tampones desechables

Toallas reutilizables de tela

Copa menstrual

Ropa interior reusable

Trapos/papel higiénico

Costo   Impacto al medio ambiente   Riesgo de infección

¿Cuál de estos productos están disponibles a usted?
¿Cuáles ha utilizado?
¿Cuál producto es el más fácil de usar?
¿Cuál producto es el más económico?
¿Qué producto le ahorrará más dinero?
¿Qué producto es el mejor para el medio ambiente?

La elección de producto menstrual que utilice es importante. Existen preocupaciones financieras, emocionales y culturales y problemas de disponibilidad. Mientras que cada comunidad tiene un impacto en sus decisiones, es definitivamente su propia elección. La mejor opción para usted puede ser diferente a otras opciones y por supuesto, cada mujer tiene el derecho a cambiar de opinión. Este cuadro analiza algunos factores principales al considerar un producto. El elegir un producto que es asequible y disponible es importante, pero así es su salud y el estar segura que su sangre no gotee en su ropa. Lo más importante es elegir un producto que le permite ser el tipo de mujer que sueña ser cada día del mes.

¿Qué producto utilizaría este mes?
¿Qué producto parece ser la respuesta para su uso a largo plazo?
¿Qué tipo de barreras le impide usar el producto ideal?
¿Qué tipo de apoyo necesita para estar preparada durante este mes?

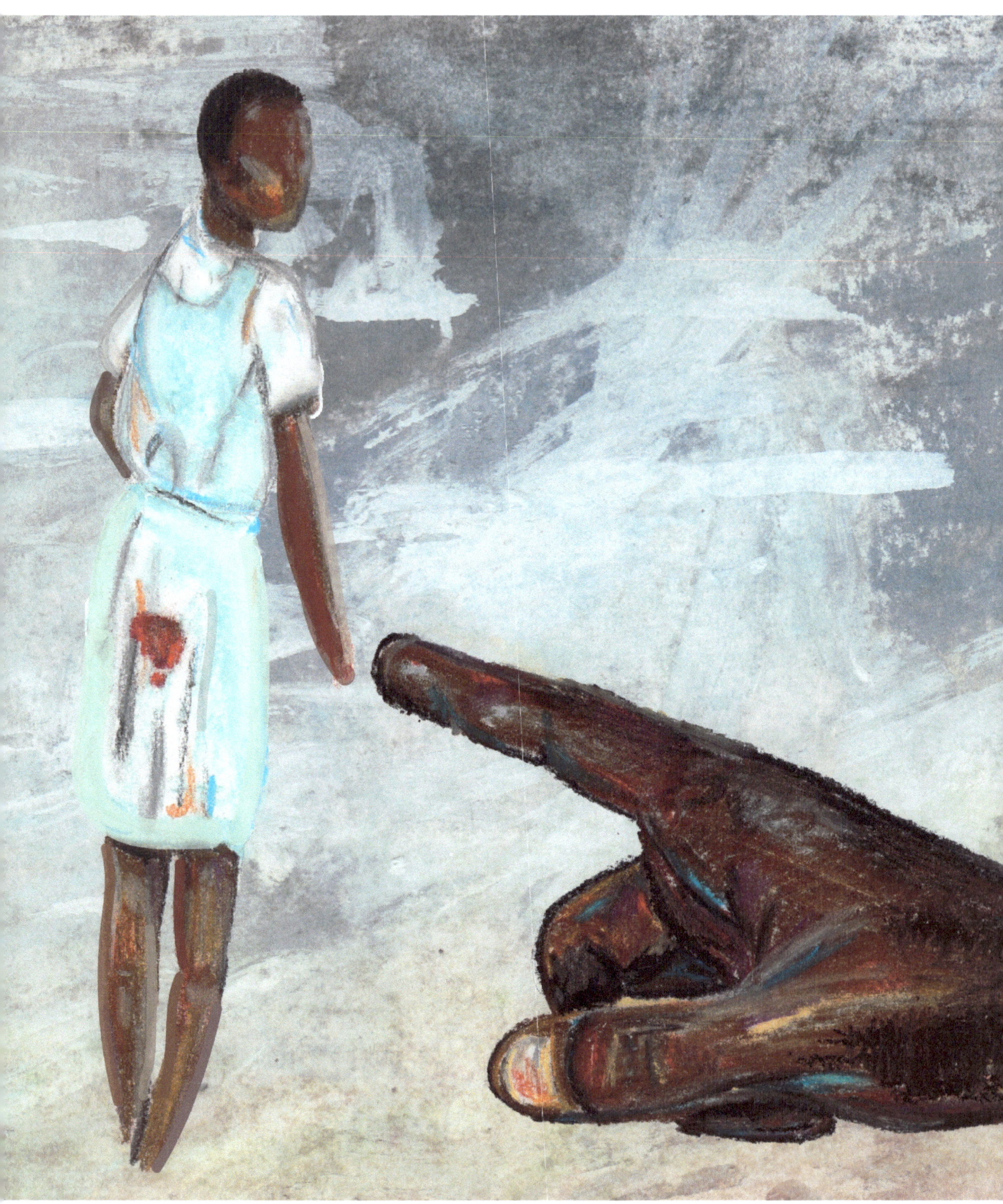

¿Qué está pasando en esta foto?

¿Qué estará sintiendo esta joven?

¿Qué haría en esta situación?

¿Ha tenido una experiencia cuando sintió vergüenza (o impotencia) debido a ser mujer?

¿Qué soluciones existen para esta chica?

¿Cómo puede ayudar a su comunidad en situaciones como ésta?

Muchas mujeres sienten vergüenza alrededor de la menstruación. Esta vergüenza ha creado muchas de las creencias negativas sobre la menstruación. Algunos incluso lo llaman "la maldición" pero cuando pensamos realmente en la menstruación, es lo contrario de una maldición---sin el proceso de la menstruación, ninguno de nosotros existiríamos aquí en la tierra. El ciclo menstrual permite a las mujeres concebir y convertirse a madres que es el evento más importante en nuestras vidas. La única maldición que rodea la menstruación es el estigma cultural y las molestias o dolor. Estos pensamientos y sentimientos negativos se pueden cambiar a ser positivos. ¿Cómo cambiamos opiniones negativas sobre la menstruación? Empezamos con cómo hablamos. Mientras que puede ser difícil estar agradecida por algo que puede ser sucio, caro y muy incómodo; podemos estar agradecidas por el ritmo natural de nuestro cuerpo. La manera para conversar el uno con el otro sobre la menstruación e incluso como nos hablamos a nosotras mismas produce un impacto en la salud integral de las mujeres y nuestras familias. Nuestra sociedad, comunidades, familias y escuelas dependen de las mujeres y los hombres que conocen y entienden que la menstruación es una función sana y necesaria del cuerpo femenino.

Las mujeres mayores en la comunidad necesitan apoyar a las mujeres jóvenes por medio de enseñanza de buenas actitudes hacia la menstruación. Como mujeres, también podemos ayudar a influir liderazgo escolar y decisiones políticas para facilitar la asistencia de niñas en la escuela mientras que están en su período. Las mujeres necesitan apoyo en el hogar, escuela, trabajo e iglesia para cuidar de ellas mismas mientras que están en su período. ¿Qué puede hacer para apoderar a las mujeres en su comunidad?

Mujeres/jóvenes respetadas

+ conocimiento de cuerpos y mentes y espíritus

+ decisiones saludables

= Mujeres poderosas y madres enseñando el patrón de familias felices

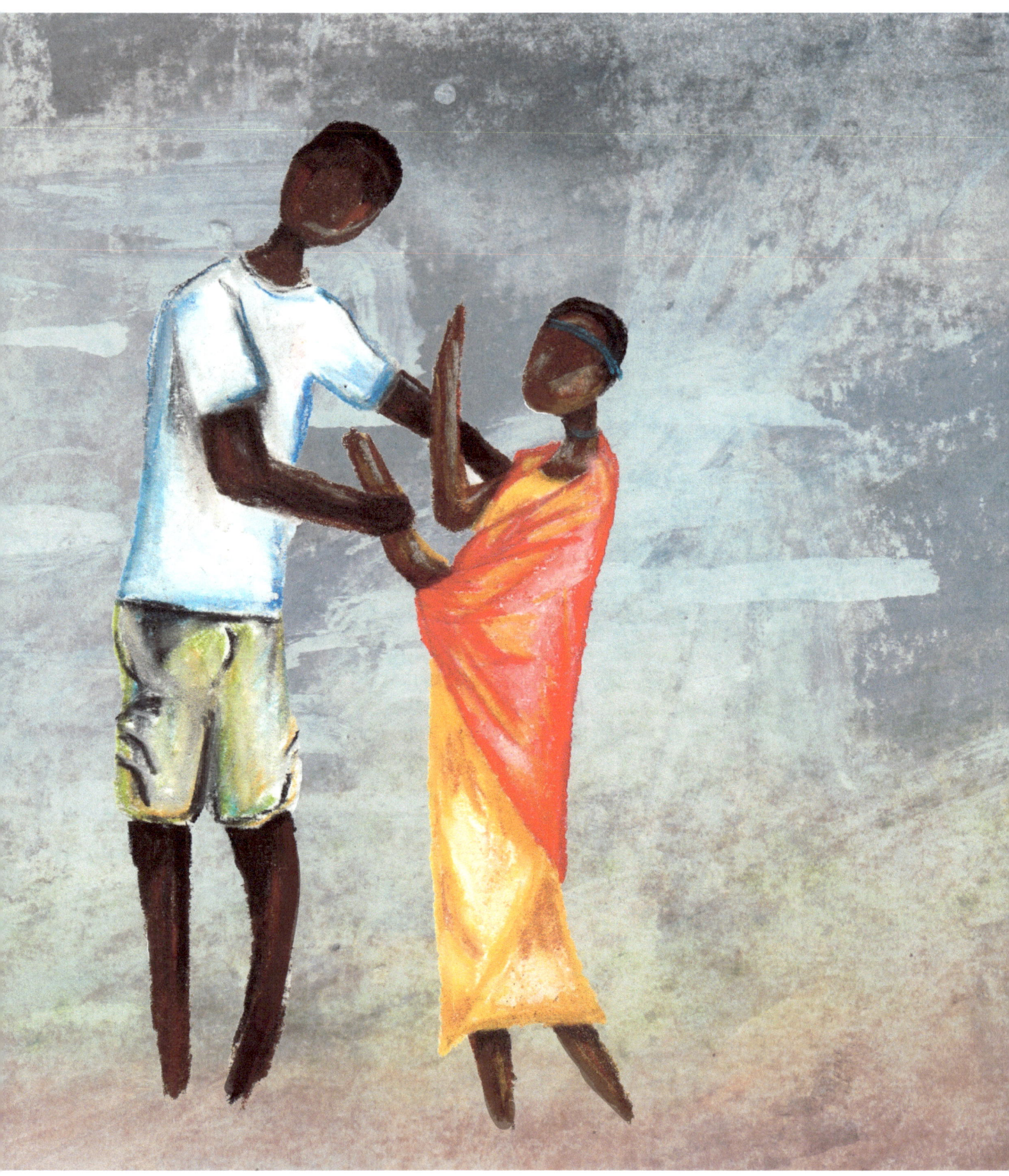

¿Piensa que la seguridad sexual es una preocupación en su comunidad?

¿Cómo pueden ayudarse las mujeres para estar a protegidas de ataques sexuales?

Lamentablemente, la opción de tener sexo no siempre se da, muchas mujeres no han sido tratadas bien y han sido abusadas o forzadas a tener relaciones sexuales cuando no han concedido. Esto es violación y es un intento de ejercer poder sobre las mujeres. Esto puede causar mucho daño al cuerpo, la mente y especialmente el espíritu. Pero, como con cualquier trauma, este daño puede ser sanado. Es importante no sentir culpa de la violencia contra usted. Recuerde, aunque la sexualidad es importante para la salud de la mujer, el valor de una mujer es mucho más que su sexualidad. En cualquier momento que un derecho u opción se toma de una mujer, el valor de esa mujer aún sigue existiendo. Nuestro espíritu puede seguir siendo real y hermoso a pesar de lo que sucede a nuestro cuerpo y nuestra mente puede elevarse por encima de circunstancias y pensamientos negativos.

Como un ser humano, una mujer tiene el derecho a decir NO al sexo. A veces, la seguridad física de una mujer es más importante que el decir NO.

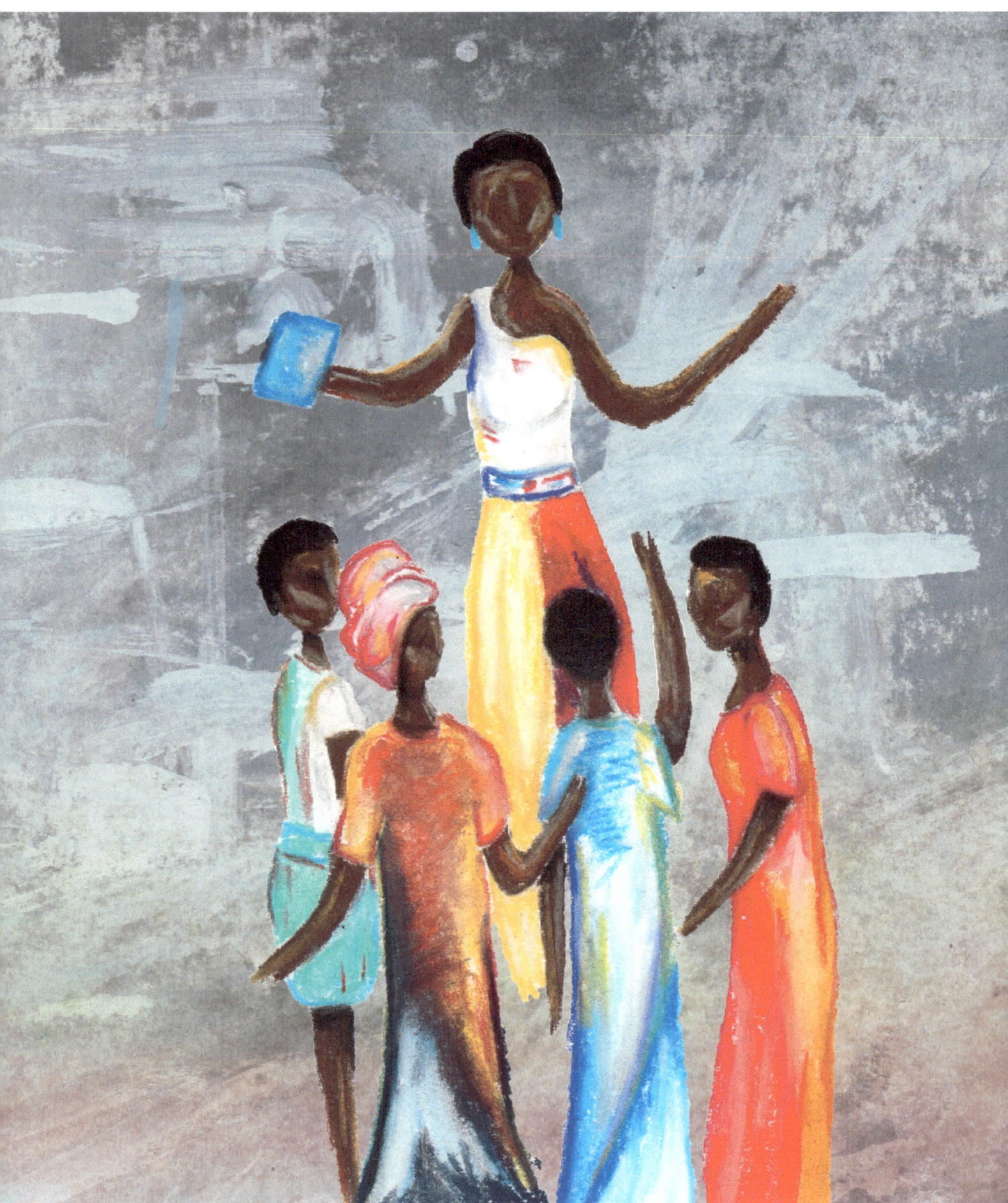

¿Qué ha aprendido que le afectará más que nada?
¿Qué puede hacer para ayudar a otras a ser más saludables y felices?

Tiene la información y poder para cambiar su vida
e influir positivamente a todos en su alrededor.
¿Qué hará usted?

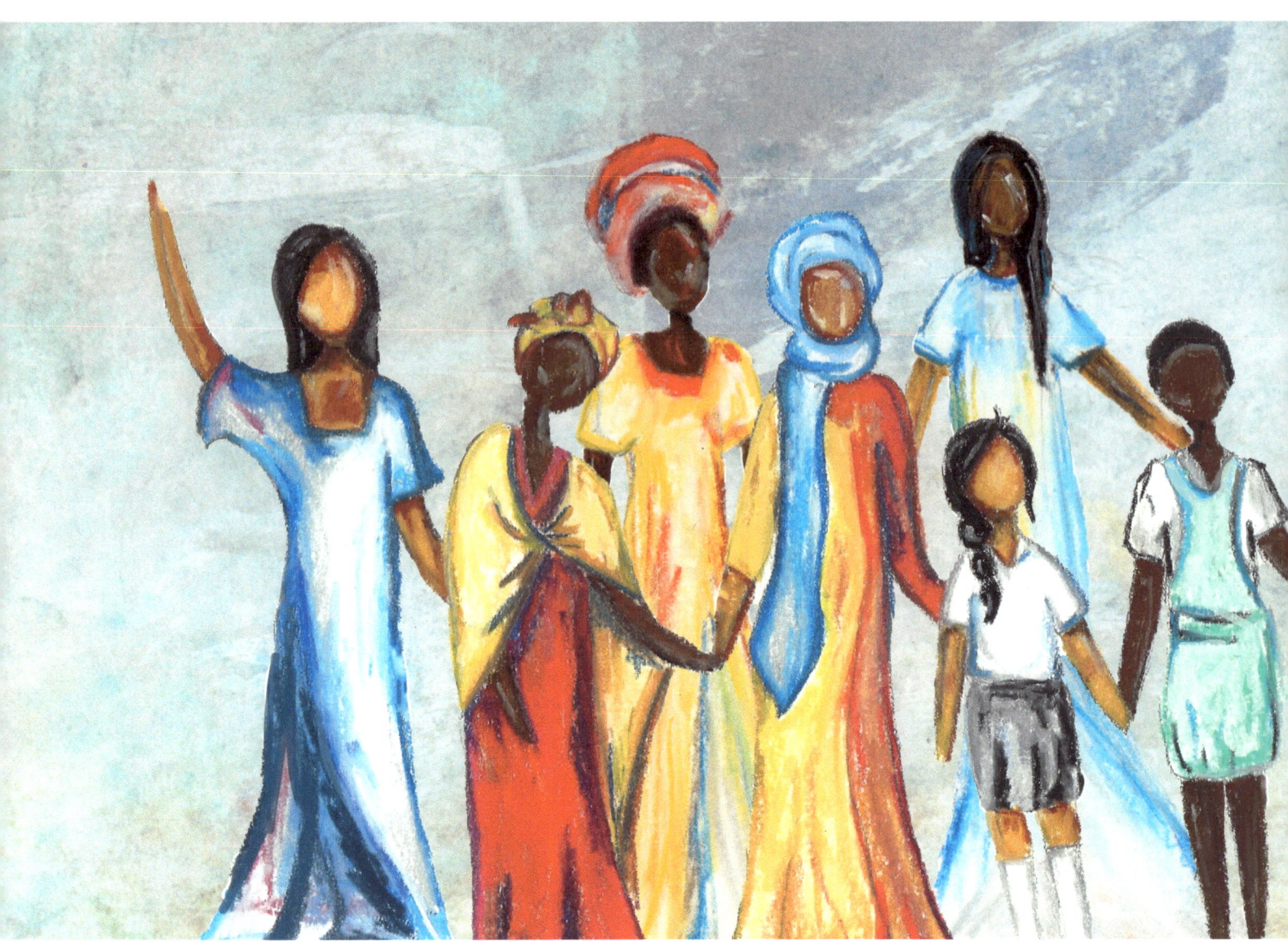

¿Qué le dice esta imagen a usted?

¿Cómo puede una comunidad de amigas mantenerse más saludables?

¿Qué podemos hacer para darnos mayor apoyo en nuestras vidas?

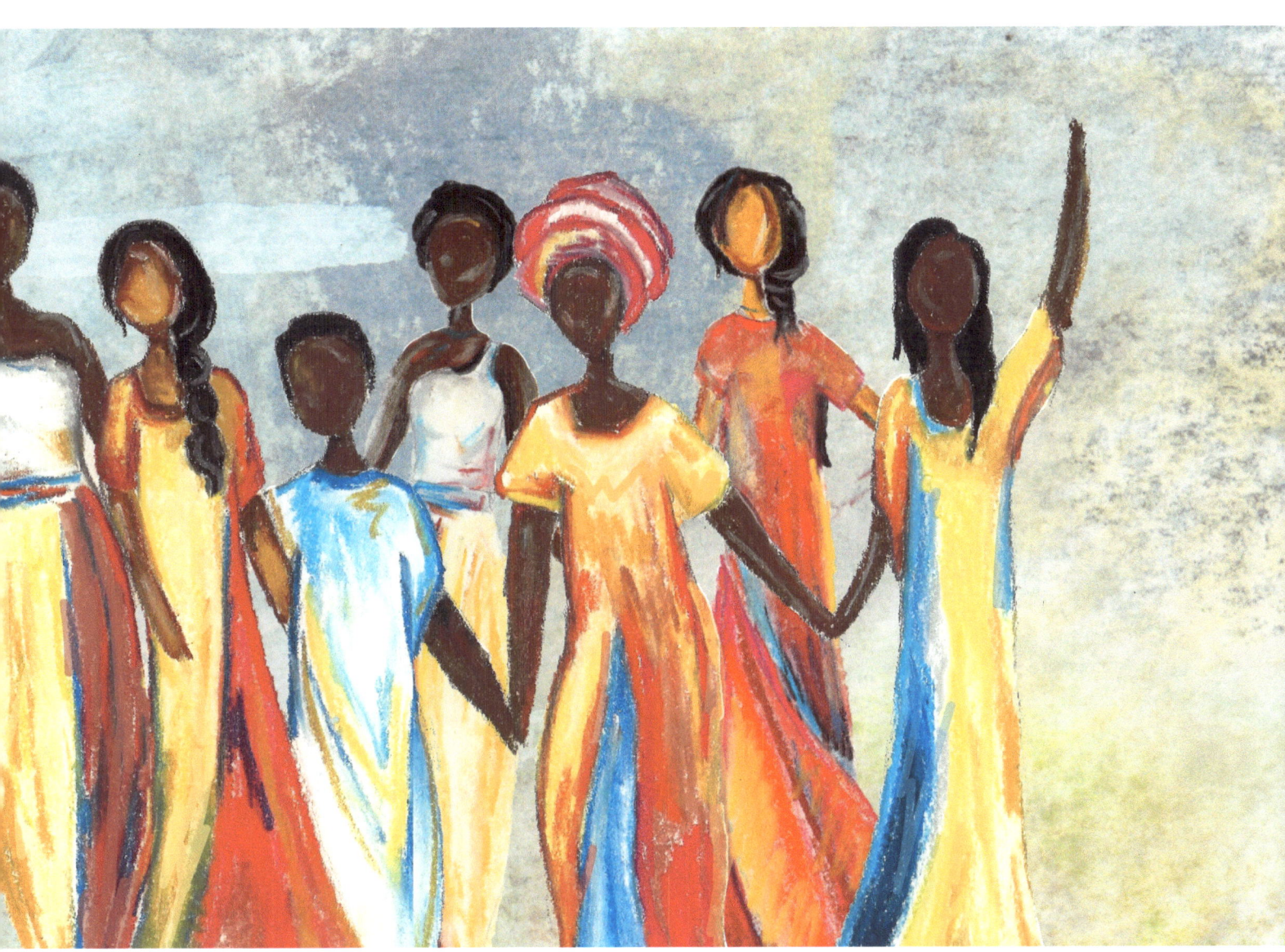

El saber que puede confiar en otras mujeres puede ayudarle a sentir confianza y mantenerla segura. Todas las mujeres del mundo han pasado por problemas similares con la menstruación. Las mujeres en la pobreza, por supuesto, tienen la dificultad más grande para obtener recursos sanitarios para sus periodos. Juntas, podemos resolver este simple problema animando a todas las mujeres a cuidar de su ciclo de una forma digna. Juntas, nos podemos apoyar en nuestros objetivos de ir a la escuela, trabajar, tener una familia, tener relaciones sanas y estar seguras y sanas. Nosotras, podemos recordarnos mutuamente de nuestro valor y derechos como mujeres. No importa el día del mes, no importa las circunstancias en las que estamos, no importa la opinión de los demás, podemos estar sanas en cuerpo, mente y espíritu.

Saludables somos.

www.ingramcontent.com/pod-product-compliance
Lightning Source LLC
Chambersburg PA
CBHW060807290526
45792CB00005BA/1560